METHODE GÉNÉRALE

POUR TRAITER LES

Maladies qui regnent dans cette Province, fous le nom de Rhume.

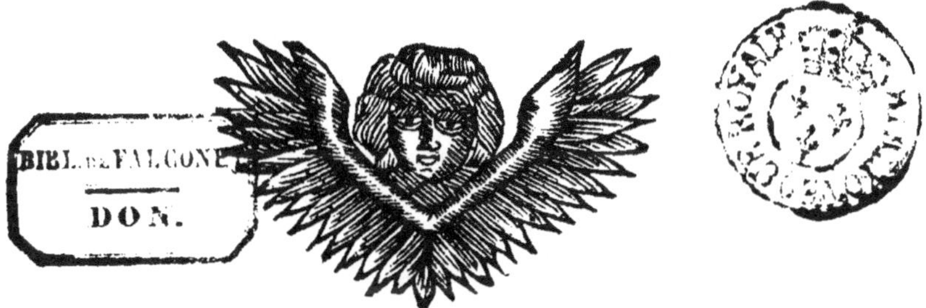

fe vend,

A GRENOBLE,

Chez la Veuve Giroud, Libraire du Parlement ; Au Palais.

AVEC PERMISSION.

M. DCC. XLIII.

METHODE
GÉNÉRALE

POUR traiter les Maladies qui regnent dans cette Province.

ENSUITE des Ordres que j'ay reçû de Monsieur le Prémier Président & de Monsieur le Procureur Général du Parlement de Grenoble , d'examiner les causes & la nature des maladies qui regnent dans cette Ville , & juger des remedes necessaires pour leur guerison ; voici ce que je pense.

Les Rhumes qui affligent cette Ville & les Campagnes voisines, dont quelques-uns ont dégénerés en Fievres putrides ou malignes, ont dez leur commencement fait le sujet de mon aplication. Leur cure n'a pas été l'unique

4

objet qui m'ait occupé , j'ay voulu
chercher les remedes les moins coûteux
& les plus faciles pour que le Peuple
& les gens de la Campagne pûssent en
profiter.

CAUSE.

CES maladies ont été si universelles
dans ce païs, que peu de Citoyens
en ont été exempts : cette généralité
m'a fait chercher la cause générale qui
pouvoit les produire ; j'ay examiné
attentivement les grains & les alimens ,
je les ay trouvé bons & tels qu'ils font
dans les meilleures Saisons ; mais l'air
ne m'a pas paru dans sa pureté na-
turelle , les personnes délicates en res-
sentoient promptement les effets, pour
peu qu'elles y demeurassent exposées ,
sur tout sans action & sans mouvement:
on se sentoit enchifrené , la tête prise ,
les yeux larmoyans ; une sérosité acre
distiloit du nez ; un froid considerable
se repandoit sur les épaules ; la poitrine
s'embarrassoit ; on toussoit ; les crachats
étoient salés ; on sentoit des douleurs
par tout le corps ; la Fiévre enfin s'allu-
moit & dévenoit quelques-fois ou putri-
de ou maligne.

On juge , & il n'eſt pas beſoin de preuve , que l'air ne produit ces accidents que par ſon action ſur nos Corps, principalement en mettant obſtacle à la tranſpiration ; je ne diſcute point ici quelle eſt la matiere dont il eſt chargé qui peut l'interrompre, c'eſt le ſujet d'une diſſertation phiſique , & non de ma commiſſion : je remarque ſimplement que la tranſpiration n'étant qu'un écoulement d'une matiere extrêmement fine & déliée , en un mot inſenſible , & qui s'exhale continuellement de nos corps, il eſt évident que repaſſant dans le ſang , elle doit neceſſairement produire une ſurabondance d'humeurs , & faire perdre cet équilibre ſi abſolument neceſſaire entre les parties ſolides & les liquides pour entretenir la ſanté. Il eſt également certain que cette tranſpiration diminuée doit neceſſairement produire differentes maladies , ſuivant les parties qui ſouffrent de cette évacuation plus ou moins ſuſpenduë , ſoit par les differens dégrés d'acreté de la matiere tranſpirable , ſoit par l'abondance des dépôts qu'elle peut faire , ſoit que les corps ſoient plus ou moins chargés d'humeurs, ou enfin fuivant la force, ou la délicateſſe des temperamens, ainſi ſi la tranſpiration eſt ſimplement arrêtée à la tête, elle produira un Rhume de cerveau plus ou moins conſiderable ſuivant la quantité & la qualité de la matiere arrêtée, ſi la ſéroſité mucilagineuſe qui ſuinte de la membrane fine, dont les bronches ſont garnis, eſt épaiſſie, & la tranſpiration pulmonaire plus ou moins ſuſpenduë, eû égard toûjours à la quantité & à la qualité de la matiere arrêtée, on aura des Rhumes, des Catharres, de Pleureſies, & des inflammations de poumon.

Enfin ſi la tranſpiration en general eſt diminuée à un certain point, elle donnera lieu à des Fiévres putrides ou malignes & inflammatoires ſuivant la diſpoſition des corps.

Ce leger détail n'a d'autre objet que de faire voir à ceux qui les traiteront dans les Campagnes qu'elles ne ſont produites que par une même cauſe, qu'il faut avoir en general la même idée curative, & qu'ils doivent éloigner l'opinion qu'elles ſont contagieuſes pour ceux qui ſervent les malades.

CURE GENERALE.

LA cause une fois établie que les maladies presentes dépendent d'une transpiration arrêtée, il est certain qu'elle ne peut être arrêtée sans que cette matiere ne refluë dans le sang, & qu'elle ne peut refluer dans le sang, sans faire une surcharge dans les vaisseaux. Il est donc conséquent que pour la guerison, il faut avoir recours à la Saignée comme au Remede le plus prompt pour les désemplir, & un des plus assûrés pour rétablir la transpiration.

Il faut observer que dans ces maladies, les Saignées doivent être faites dans les prémieres vingt-quatre heures & réïterées suivant la violence du mal, les parties affectées doivent décider, si c'est du bras ou du pied.

Les Saignées faites, on employe les Emetiques & les Purgatifs réïterés, suivant l'exigence de la maladie : on passe ensuite aux Remedes spiritueux, à ceux qui facilitent la transpiration, qui portent le calme dans la machine, & qui sont capables de la fortifier.

CURES PARTICULIERES.

JE crois qu'après avoir donné une idée générale sur la façon de traiter ces maladies, il est à propos d'entrer dans un détail plus circonstancié.

Pour y parvenir je les diviseray en quatre Classes.

Dans la premiere, je parleray des Rhumes simples de cerveau, de poitrine & d'estomac.

Dans la seconde, je traiteray de ceux dont les fluxions sur la poitrine font considerables, & accompagnées de fievres qui dégenerent en pleuresie ou en inflammation de poumon.

Dans la troisiéme, il sera question des fievres putrides.

Dans la quatriéme enfin, je feray un détail des fievres malignes des pourprées, & j'ajoûteray à chacune avec le plus de précision qu'il me sera possible, la methode curative que j'ay employé pour leur guerison.

Traitement des Rhumes de la premiere Classe.

LA Saignée a toûjours été utile dans ces fortes de Rhumes , on peut cependant abfolument s'en difpenfer.

La Tifanne qu'on a employé avec le plus de fuccès étoit faite avec une fimple infufion de fleurs de pied de chat ou de tuffilage, preparée comme du Thé: on étoit quelques-fois obligé de faire cette infufion dans de l'Eau de poulet , eû égard à la faleure des crachats , & à la délicateffe de la poitrine.

Les Rhumes de cerveau cedoient affez aifément à une potion faite avec cinq onces d'eau de fauge diftilée , un fcrupule de Tériaque , & fix dragmes de firop de pavot blanc : on prenoit ce Remede à l'heure du fommeil , & on le réïteroit quelques-jours de fuite.

On a éprouvé que rien ne réüffiffoit mieux dans les Rhumes de Poitrine , que nôtre firop pectoral anodin : on lui fubftituoit quelques-fois celuy de pavot blanc mêlé avec une infufion de fleurs de Coquelicot , dont on compofoit une potion de la maniere fuivante.

Prenés quatre onces d'une infufion de fleurs de Coquelicot, une dragme de Confection d Hyacinte, une once de firop de pavot blanc pour une potion, à réïterer plufieurs foirs de fuite.

La Tériaque récente, à laquelle on mêloit quelques goutes de teinture anodine de Sidenham produifoit de très bons effets : ce Remede a été des plus ufités, les uns & les autres excitoient une tranfpiration abondante, des moiteurs & des Süeurs quelques-fois copieufes.

Les Gens de la Campagne ont été gueris par le fecours de ce dernier Remede, & même quelques-uns fimplement par de fortes décoctions de Germandrée ou de la grande Pervenche.

On purgeoit enfuite les Malades avec des minoratifs ; la purgation qui s'accommodoit le mieux avec les Poitrines délicates, confiftoit en deux onces de Manne & quatre onces d'huile d'amandes douces, dilayés dans une fuffifante quantité de boüillon de poulet, ou en une diffolution de trois onces de Manne dans du lait écremé.

J'ay vû plufieurs perfonnes attaquées.

de cette maladie, que j'apelle Rhume d'eſtomac, parceque le principe eſt contenu dans ce viſcere.

On le diſtingue aiſément d'avec celui de la Poitrine par la toux qui eſt plus violente, & qui ſemble ſortir d'un endroit creux & profond, par le caractére des crachats, qui ſont glaireux, viſqueux & ſalés, & qui ſuivent de près la toux, par l'irritation qui ſe fait ſentir vers la region de l'eſtomac, par les envies de vomir, le vomiſſement, par le bruit que l'on entend quand le Malade touſſe, qui forme un gaſoüillement déſagreable, enfin par l'inquiétude qu'il a lors qu'il eſt couché ſur le dos.

J'ay gueri radicalement cette maladie par l'Ipecacquanha réïteré ſuivant l'opiniatreté du mal. Il a été quelques-fois utile de lui faire preceder la Saignée.

J'ordonnois le jour du Vomitif une potion pour le ſoir, compoſée avec demi dragme de Confection d'Hiacinte, vingt grains d'Extrait de Genievre & quelques goûtes de Laudanum liquide.

Il y a eû quelques-uns de ces Rhumes qui ont été produits, plûtot par l'acreté de la matiere que par son abondance. La toux étoit plus violente que dans les autres, & elle n'étoit suivie pour lors d'aucune évacuation par les crachats.

Cette espèce de Rhume que j'apelle Rhume sec de l'estomac doit être traité differemment. L'huile d'amande douce récemment tirée, le Lait coupé avec des Vulneraires temperés ont été mis en usage avec succès, je conseillois pour le soir une potion composée en la maniere suivante.

Prenés une infusion de fleurs de Coquelicot & de Prudhomme, trois onces de chacune, demi dragme de Confection d'Hyacinthe, & une once de sirop de Karabé.

SECONDE CLASSE.

LES maladies de la seconde Classe éxigeoient plusieurs Saignées de bras dans l'espace de quelques heures.

La Tériaque mise ensuite promptement en usage, mêlée avec une once de sirop de pavot blanc, & réiterée pendant quelques soirs de suite, a arrêté

d'une maniere à surprendre, de pro-
chaines dispositions à une inflammation
de poumon.

La Saignée étoit encore plus neces-
saire dans les Pleuresies & les inflama-
tions de poumon : il falloit la réïterer
brusquement, soûtenir en même tems
les forces du Malade, faciliter l'expec-
toration, & procurer des Süeurs : pour
cet éfet, on mettoit en usage le suc
deBourache donné de quatre en quatre
heures, au poid de deux onces, & on
ordonnoit pour l'heure du sommeil une
potion composée de la façon suivante.

Prenés trois onces d'une forte infusion
de Percemousse, deux onces de suc de
Bourache, quarante grains de Tériaque
récente, demi dragme de Sang de
Bouquetin.

Ce Remede produisoit des Süeurs
abondantes, les crachats se détachoient
plus facilement, & le Malade étoit
soûlagé.

J'ay remarqué que tous ceux qui
sont gueris, ne l'ont été qu'à la faveur
d'une transpiration & d'une Süeur
abondante.

J'ay encore observé que quand on

a employé la Saignée paffé les deux premieres 24. heures, quelques indications aparantes qu'il y eût pour la pratiquer, les Malades mouroient, & même plus promptement que s'ils n'euffent point été faignés.

J'ay de plus remarqué que les Poumons de ceux qui font morts de ces maladies étoient enflamés & engorgés de fang d'un rouge foncé & livide, avec des concreſions polypeuſes dans de petits Vaiffeaux, ce qui prouve que les parties globuleuſes du Sang & de la Limphe avoient une grande difpofition à perdre leur Reffort, leur figure ronde, & à s'allonger.

TROISIÉME CLASSE.

LA methode, qui a le mieux réüffi pour traiter les fievres putrides, a confifté à faire tirer plus ou moins de Sang dez le commencement de la maladie, eû égard à l'ardeur de la fievre & à la crainte où l'on étoit de quelques engorgements.

Parmi les differentes Tifannes que l'on

a employé, celle de racine de Scorfon-
nere, a parû la plus falutaire.

Après les Saignées, on a donné aux
uns des émetiques dans la certitude ou
l'on étoit d'un amas dans les prémieres
Voyes ; on s'eft contenté de donner
aux autres des Tifannes laxatives, quelques-fois aiguifées avec un grain ou
deux de tartre émetique.

Il a fallu réïterer fouvent ces fortes
de Tifannes, elles vuidoient beaucoup
de matieres corrompuës & bilieufes, &
faifoient faire quelques Vers : il n'a
pas été infructueux de faire quelque-
fois preceder ces Purgatifs par un bol
compofé avec douze grains de Coraline
& huit grains de Mercure doux, in-
corporés avec une fuffifante quantité
de firop d'Abfinthe.

Il étoit neceffaire de foûtenir les forces
du Malade, eû égard aux évacuations
& au caractére de la maladie par des
Cordiaux apropriés : on preparoit à
cette intention des Remedes en la forme fuivante.

Prenés de l'Eau de Chardon benit,
de la Reine des Prés, & d'Efcabieufe,
deux onces de chacune, de la Confec-

tion d'Hyacinthe & de celle d'Alkerme, demy dragme de chacune, du sirop de Diacode six dragmes, & une once de sirop d'Oeillet.

Voicy la composition d'un Bol qui m'a réüssi, & qui a produit des Süeurs assez abondantes : c'est de toutes les évacuations celles qui ont toûjours été les plus salutaires.

Prenés un ou deux grains de Laudanum, huit grains de Sel Volatil-de Corne de Cerf, cinq grains de Sel Volatil de Vipere, douze grains de Sel de Chardon benit, faite du tout un Bol avec une suffisante quantité de sirop de Kermés.

Il y a peu de fievres putrides qui ayent resisté à cette façon de les traiter.

QUATRIE'ME CLASSE.

LES fievres malignes & pourprées, ont été à peu-près traitées comme les fievres putrides.

Il a été assez rare que les Medecins ayent été apellés dez leur comencement, parce que le menu Peuple qui en étoit
atteint

atteint , ne ſe croyoit pas malade, le Poulx ne paroiſſant pas fort éloigné de l'état naturel, on ſentoit cependant une foibleſſe générale , & un accablement de tout le Corps : dans la ſuite le poulx devenoit petit & intercadant , les douleurs de Tête étoient vives, on déliroit : la Langue dévenoit noire : on étoit extrêmement opreſſé : on ſe plaignoit d'un point au côté : on avoit des mouvemens convulſifs : on touſſoit on crachoit du Sang , & il paroiſſoit ſur la Peau des taches pourprées.

Les Saignées ont été employées avec ſuccez dez le commencement de la maladie ; l'on leur a fait ſucceder ſans perte de tems & ſuivant les accidens, les Emetiques & les Purgatifs , ils ont remediés aux frequentes foibleſſes des Malades en évacuant les mauvais levains de l'Eſtomac , & les matieres qui irritoient les Inteſtins.

On a mis enſuite en uſage les Remedes qui empêchent les dépôts qui entretiennent la fluidité du Sang , & qui procurent des moiteurs & desSüeurs ; tels ſont ceux dont j'ay déja donné des formules à l'article des fievres putrides.

C

Je pourrois raporter plûſieurs obſer-
vations qui rendroient le traitement de
ces ſortes de fievres ſenſible , & qui fe-
roient voir l'attention que l'on doit avoir
pour retablir la tranſpiration ; mais la
brieveté dont doit être cet Ouvrage ,
ne permet pas ce détail : je me borne-
ray à un ſeul éxemple qui paroit établir
ſuffiſamment nôtre Methode curative.

Je fûs apellé pour voir un Palfrenier
de Mr. le Comte de Tencin ; ç'étoit le
huitiéme jour de ſa maladie ; ce Do-
meſtique, qui ne ſe croyoit pas malade ,
s'étoit cependant fait faire par précau-
tion une Saignée très copieuſe, il prenoit la douleur qu'il avoit à la Tête pour
une Migraine, & ſon accablement comme en étant une ſuite ; on ne s'aperçût
qu'il étoit en danger que par un délire,
qui lui faiſoit dire qu'on l'avoit volé.
En effet il prit les Yeux ardens, la Langue dévint noire ; il ſe plaignoit d'un
mal de Tête très-violant, d'un point
au côté : il touſſoit & crachoit du Sang :
on aperçût quelques mouvemens convulſifs, & un commencement de moi-
teur, il fût ſi opreſſé qu'il paroiſſoit
prêt à ſuffoquer, il s'égaroit de tems à

autres : le Corps se couvrit de tâches pourprées & de petit boutons remplis d'une sérosité acre & limpide ; la Saignée paroissoit bien indiquée ; mais comme je savois quelle étoit funeste dans ce période de maladie, je me contentai d'ordonner du suc de Bourrache de quatre en quatre heures, à la dose de deux onces châque fois, & pour le soir une potion faite en la maniere suivante.

Prenés six onces d'une infusion de fleurs de Coquelicot & de Tussilage, quarante grains de Tériaque, deux cuillerées de suc de Citron depuré, une once de sirop de Pavot pour une potion à prendre à l'heure du sommeil.

Cette potion & le suc de Bourrache faciliterent les crachats, & procurerent des moiteurs & des Süeurs salutaires, elle fut souvent réïterée, & c'est presque à elle seule que le malade a été redevable de l'éruption qui se fit sur la peau, & de sa convalescence : le suc de Bourrache tint lieu de Purgatif, il lâchoit le ventre du malade, & on soûtenoit cette évacuation par des lavemens émoliens, donnés de tems à autres.

Il y a eû des circonſtances qui m'ont déterminé à mêler un grain de Kermés mineral avec le ſuc de Bourrache.

Cette obſervation fait voir que ce n'eſt qu'en examinant les cauſes des Maladies & les mouvemens de la nature, que l'on parvient à la guerifon.

DELIBERÉ à Grenoble ce 1er. Fevrier 1743. BEYLIÉ Conſeiller-Medecin ordinaire du Roy, Aggregé & Profeſ-ſeur au Collége de Medecine de Grenoble.

Permis d'Imprimer, RIGO Lieutenant Général.

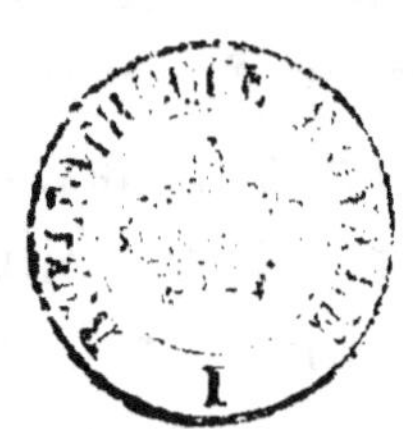